El-Tahir M. El-Fatih El-T. A.
Ikhlas Abdelaziz Hassan

Avaliação dos achados da TC da cabeça e do diagnóstico clínico em crianças

El-Tahir M. El-Fatih El-T. A.
Ikhlas Abdelaziz Hassan

Avaliação dos achados da TC da cabeça e do diagnóstico clínico em crianças

Um estudo efectuado em crianças sudanesas

ScienciaScripts

This book is a translation from the original published under ISBN 978-3-659-77904-6.

Publisher:
Sciencia Scripts
is a trademark of
Dodo Books Indian Ocean Ltd. and OmniScriptum S.R.L publishing group

120 High Road, East Finchley, London, N2 9ED, United Kingdom
Str. Armeneasca 28/1, office 1, Chisinau MD-2012, Republic of Moldova, Europe
Printed at: see last page
ISBN: 978-620-7-87349-4

Dedicação

Todos os desafios precisam de esforços próprios, bem como da orientação dos mais velhos, especialmente daqueles que nos são muito próximos. O meu humilde esforço dedico-o à minha querida e amada

Pais, irmão e irmã,

Cujo afeto, amor, encorajamento e orações diurnas e nocturnas me permitiram alcançar tal sucesso e honra.

Juntamente com todas as mãos que trabalham e são respeitadas: Professores.

Com quem partilho a viagem da Vida: os meus amigos.

Aos meus colegas e a todos os que me ajudam e apoiam.

Agradecimentos

Gostaria de agradecer a Alá por me ter permitido concluir esta tese; agradeço ao Dr. Ikhlas Abdelaziz Hassan, o meu orientador da tese, pela sua orientação e paciência e gostaria de expressar a minha gratidão aos meus colegas e a todo o pessoal dos Hospitais Estaduais de Cartum e Algazira pela sua grande ajuda e apoio. Por último, agradeço a todos os que me apoiaram e ajudaram a concluir esta tese.

ÍNDICE DE CONTEÚDOS:

Lista de abreviaturas

CT	Computed Tomography
US	United states of America
ciTBi	Clinically-important traumatic brain injury
mGy	milliGray
CSF	Cerebrospinal fluids
CNS	Central nervous system
MS	Multiple sclerosis
MRI	Magnetic resonance imaging
mm	millimeter
CRT	Cathode Ray Tube
Kv	kilovolt
mAs	Milliamper second
IV	Intravenous
EAM	External auditory meatus
C1	First cervical vertebra
ICI	Intracranial injury
KAUH	King Abdulaziz University Hospital
NICE	National institute for health and care excellence

Resumo

Foi realizado um estudo descritivo em hospitais e centros médicos sudaneses durante o período de julho de 2016 a março de 2017.

O objetivo do estudo foi avaliar os achados da TC da cabeça e o diagnóstico clínico em crianças sudanesas.

O estudo aplicou-se a todas as crianças que foram examinadas clinicamente e por tomografia computorizada para diagnosticar casos de cabeça, que eram 81 doentes.

Os dados foram recolhidos, classificados e analisados utilizando o procedimento estatístico com puterizado (Excel).

A análise dos resultados revelou que os doentes do sexo masculino eram predominantes (55,6%) e os do sexo feminino (44,4%) e que o grupo etário mais afetado era o dos 1-5 anos (35,9%). E a maioria dos doentes era ambulatória (84,09%).

O diagnóstico clínico da cabeça mais comum para as crianças da amostra mostrou que (28,4%) dos doentes tinham hemorragia intracraniana (HIC), para a qual estava indicado o traumatismo, e também a hidrocefalia tinha a mesma percentagem (28,4%). O estudo também mostrou que os resultados normais da TC da amostra eram (45,7%) e os anormais (54,3%).

As elevadas percentagens de achados radiológicos da TC da cabeça não confirmaram o diagnóstico clínico, sendo a compatibilidade dos achados da TC da cabeça com o diagnóstico clínico de 48,1% e a incompatibilidade de 51,9%.

O estudo concluiu que a maioria das TC à cabeça efectuadas em crianças não se justificava e que havia mais achados na TC à cabeça que não confirmavam o diagnóstico clínico, embora a TC à cabeça pudesse ser significativa na maioria dos casos. Por conseguinte, existe uma grande preocupação com o aumento dos pedidos de TC desnecessários à cabeça.

ملخص الدراسة

هذه الدراسة وصفية، أجريت في عدة مستشفيات و مراكز طبية بالسودان، خلال الفترة من يوليو ٢٠١٦ و حتى مارس ٢٠١٧.

هَدُفَت هذه الدراسة إلى تقييم نتائج التشخيص السريري للدماغ مقارنة مع نتائج التصوير المقطعي في الأطفال السودانيين، و طُبِّقَت هذه الدراسة على كل المرضى الأطفال اللذين فحصوا سريريا وكذلك عن طريق التصوير المقطعي لتشخيص حالات الدماغ والذي بلغ عددهم ٨١ مريضا.

تمّ جمع البيانات وتصنيفها و تحليلها بواسطة برنامج التحليل الإحصائي (إكسل)، ووجدت نتائج تحليل هذه الدراسة أن المرضى الذكور بلغوا نسبة (٥٥.٦٪)، بينما كانت نسبة الإناث (٤٤.٤٪)، وأكثر الفئات العمرية إصابة هي (١-٥) سنة ويمثلون (٥٣.٩٪)، كما أن معظم الحالات كانت من العيادات الخارجية بنسبة (٨٤.٠٩٪).

أوضحت الدراسة أن التشخيص السريري الأكثر شيوعا لدى الأطفال هو النزيف داخل الجمجمة بنسبة (٢٨.٤٪)والتي تعتبر الصدمات إحدى دلائله و مؤشراته، وكذلك الاستسقاء الدماغي والذي له نفس النسبة (٢٨.٤٪)، أيضا أوضحت الدراسة أن نتائج التصوير المقطعي للحالات الطبيعية بنسبة (٤٥.٧٪) بينما الحالات الغير طبيعية بنسبة (٥٤.٣٪) .

نسبة عالية جدا من نتائج فحص التصوير المقطعي للدماغ لم تؤكد التشخيص السريري والذي كان فيه نسبة التطابق بينهم بنسبة (٤٨.١٪) بينما نسبة عدم التطابق كانت (٥١.٩٪).

خُلصَت هذه الدراسة إلى أن معظم فحوصات التصوير المقطعي التي أجريت للأطفال كانت غير مبررة؛ و ذلك لأن كثيرا منها لم تؤكد التشخيص السريري. فبالتالي، هنالك قلق كبير بشأن كثرة طلب فحوصات التصوير المقطعي للدماغ التي لا حاجة لها.

CAPÍTULO 1

Introdução

1.1 Introdução:

A utilização da tomografia computorizada (TC) em crianças tem aumentado nas últimas duas décadas. A TC trouxe mudanças significativas no diagnóstico de doenças (Miglioretti, etal, 2013).

Desde a introdução da TC na prática clínica em 1973 [1], tem-se registado um aumento exponencial do número de aparelhos de TC e da frequência dos exames de TC (Elkhadir, et.al, 2016).

Em 2011, foram efectuadas 85 milhões de TAC nos EUA, das quais 5% em crianças. Embora a TC tenha melhorado consideravelmente as capacidades de diagnóstico, a sua utilização acarreta riscos. As doses de radiação ionizante fornecidas pela TC são 100 a 500 vezes superiores às da radiografia convencional e estão associadas a um maior risco de cancro (Preston, et.al. 2007).

Isto é especialmente preocupante para as crianças, que são mais sensíveis à carcinogénese induzida pela radiação e têm muitos anos de vida para desenvolver o cancro (Miglioretti, et.al, 2013).

Uma das principais desvantagens da TC é a utilização de radiação ionizante e, consequentemente, os riscos de efeitos secundários induzidos pela radiação (Solvis, 2002) e (Berrington, et.al, 2009). Destes efeitos secundários, a indução de cancro é o mais importante. Isto é especialmente verdade nas crianças porque as células que se dividem rapidamente são mais sensíveis à radiação, os tecidos das crianças são até 10 vezes mais radiossensíveis do que os dos adultos. A TC é frequentemente utilizada em crianças para detetar lesões cerebrais traumáticas clinicamente importantes (LICT). Existe um conjunto de investigação que demonstra os potenciais efeitos deletérios da exposição de crianças a radiações médicas, especialmente a radiação para o cérebro. Foram desenvolvidas várias regras de decisão clínica para tentar identificar as crianças com baixo risco de lesão intracraniana na sequência de traumatismo craniano sem corte, como forma de evitar radiação desnecessária. No entanto, as indicações para a realização de TC nestas crianças continuam a ser controversas (Elkhadir, et.al, 2016).

Um estudo recente, de 6 de junho de 2012, mostrou que a exposição à radiação de dois ou três exames de TAC à cabeça na infância, com uma dose cumulativa de cerca de 60 mGy, pode triplicar o risco de desenvolver cancro do cérebro, enquanto cinco a 10 desses exames (dose cumulativa de cerca de 50 mGy) podem triplicar o risco de desenvolver leucemia, de acordo com um importante estudo publicado online a 7 de junho na revista Lancet (websitehttp://www.auntminnie.com/index.aspx)

Esta é uma exploração para compreender a forma de solicitação da TC da cabeça de crianças nos departamentos de radiologia de diagnóstico, Sudão. O objetivo deste estudo é avaliar o diagnóstico clínico da TC da cabeça e os achados da TC.

1.2 O problema do estudo:

Uma grande lacuna entre o diagnóstico clínico e os achados de TC e para avaliar os formulários de pedido de radiologia.

1.3 Importância do estudo

Este estudo é importante para quantificar o grau em que os diagnósticos clínicos e radiológicos podem diferir numa série consecutiva de doentes com pedidos de TC da cabeça de crianças.

1.4 Objectivos

1.4.1 Objetivo geral

Avaliar os resultados da TC da cabeça em comparação com o diagnóstico clínico em crianças sudanesas

1.4.2 Objectivos específicos:

Esta investigação teve como objetivo quantificar o grau em que os achados radiológicos e clínicos podem diferir, bem como identificar a necessidade de solicitar uma TAC à cabeça para crianças e assegurar a seleção do procedimento de diagnóstico mais adequado, que evite que as crianças corram o risco de exposição desnecessária e de perda de tempo do doente.

1.5 Panorama do estudo

Este estudo é composto por cinco capítulos: Capítulo um: introdução, problema e objectivos, Capítulo dois: fundamentação teórica e revisão da literatura, Capítulo três: materiais e métodos, Capítulo quatro: os resultados e Capítulo cinco: discussão, conclusões e recomendações.

Referências.

Apêndices.

CAPÍTULO 2
Enquadramento teórico e revisão da literatura

Revisão da literatura

2.1 . Anatomia do cérebro

O cérebro é constituído por muitas partes que funcionam como um todo integrado. As partes principais são o cérebro, o cerebelo, o tronco cerebral (medula, ponte e mesencéfalo), o hipotálamo, o tálamo e o sistema ventricular. Todas estas partes estão interligadas e funcionam em conjunto (Scanlon, 2007).

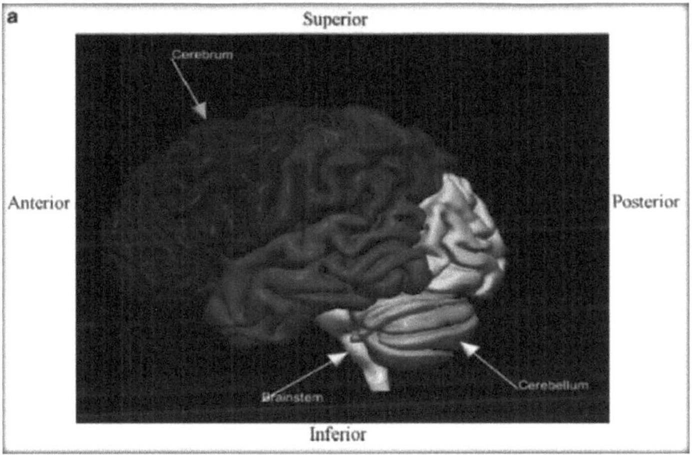

A figura (2.1) mostra as principais partes do cérebro (Nowinski, 2011).

2.1.1 Cérebro

A maior parte do cérebro humano é o cérebro, que consiste em dois hemisférios separados pela fissura longitudinal. Na base deste sulco profundo encontra-se o corpo caloso, uma banda de 200 milhões de neurónios que liga os hemisférios direito e esquerdo. Dentro de cada hemisfério existe um ventrículo lateral. A superfície do cérebro é constituída por matéria cinzenta denominada córtex cerebral. A massa cinzenta é constituída por corpos celulares de neurónios, que desempenham as muitas funções do cérebro.

No interior da substância cinzenta encontra-se a substância branca, constituída por axónios mielinizados e dendritos que ligam os lobos do cérebro entre si e a todas as outras partes do cérebro. As dobras são chamadas convoluções ou giros e os sulcos entre elas são fissuras ou sulcos. Esta dobragem permite a presença de mais milhões de neurónios no córtex cerebral. O córtex cerebral está dividido em lóbulos que têm os mesmos nomes que os ossos cranianos que lhes são exteriores. Assim, cada hemisfério tem um lobo frontal, um lobo parietal, um lobo temporal e um lobo occipital

7

(Scanlon, 2007).

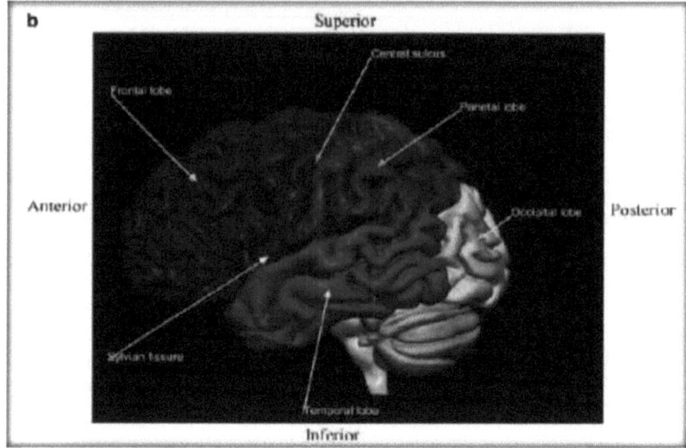

A figura (2.2) mostra os lóbulos do cérebro (Nowinski, 2011).

2.1.1.1 Lóbulos frontais

Na sua face lateral, o lobo frontal estende-se do pólo frontal ao sulco central, constituindo o terço anterior do córtex cerebral.

O seu giro mais posterior, o giro pré-central, consiste na área motora primária e é delimitado anteriormente pelo sulco pré-central e posteriormente pelo sulco central.

A região do lobo frontal localizada anteriormente ao sulco pré-central é subdividida nos giros frontais superior, médio e inferior. Essa subdivisão é devida à presença, embora inconsistente, de dois sulcos dispostos longitudinalmente, os sulcos frontais superior e inferior. O giro frontal inferior é demarcado por extensões da fissura lateral em três sub-regiões: a pars triangularis, a pars opercularis e a pars orbitalis.

No hemisfério dominante, uma região do giro frontal inferior é conhecida como área de Broca, que funciona na produção da fala. Na sua face inferior, o lobo frontal apresenta o sulco olfativo, disposto longitudinalmente. Medialmente a este sulco encontra-se o giro reto (também conhecido como giro reto), e lateralmente os giros orbitais. O sulco olfativo é parcialmente ocupado pelo bolbo olfativo e pelo trato olfativo. Na sua extensão posterior, o trato olfativo bifurca-se para formar as estrias olfactivas laterais e mediais.

A área interveniente entre as duas estrias tem forma triangular e é conhecida como trígono olfativo e confina com a substância perfurada anterior. No seu aspeto medial, o lobo frontal é delimitado pelo sulco cingulado arqueado, que forma o limite do aspeto superior do giro cingulado.

O tecido cortical de forma quadrangular anterior ao centralsulco é uma continuação do giro pré-central e é conhecido como lóbulo paracentral anterior (Maria e Leslie, 2006).

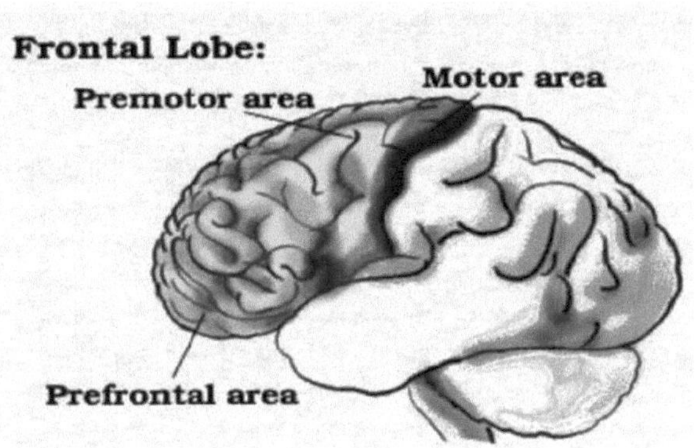

A figura (2.3) demonstra a anatomia do lobo frontal (sítio Web http://www.waiting. com/frontallobe.html)

2.1.1.2 Lobos parietais

O lobo parietal está interposto entre os lobos frontal e occipital e situa-se acima do lobo temporal. No seu aspeto lateral, o seu giro mais anterior, o giro pós-central, é a área somestésica primária para a qual a informação somatossensorial primária é canalizada a partir da metade contra-lateral do corpo. O restante do lobo parietal, separado do giro pós-central pelo sulco pós-central, é subdividido pelo sulco intraparietal inconsistente, nos lobos parietais superior e inferior. O primeiro é uma área de associação envolvida na função somatossensorial, enquanto o segundo é separado no giro supra marginal, que integra informações auditivas, visuais e somatossensoriais, e no giro angular na sua face medial, o lobo parietal é separado do lobo occipital pelo sulco parieto-occipital e sua continuação inferior, a fissura calcarina. Esta região do lobo parietal subdivide-se em duas estruturas principais, o lóbulo central posterior, situado no interior, e o precuneus, situado posteriormente.

2.1.1.3 Lóbulo Temporal:

O lobo temporal é separado dos lobos frontal e parietal pela fissura lateral e do lobo occipital por um plano imaginário que passa pelo sulco parieto-occipital. O aspeto mais anterior do lobo temporal é conhecido como pólo temporal. Em seu aspeto lateral, o lobo temporal exibe três giros paralelos, os giros temporais superior, médio e inferior, separados um do outro pelos sulcos temporais superior e médio, inconsistentemente presentes. O giro temporal superior do hemisfério dominante contém a área de Wemicke, o aspeto inferior do lobo temporal é sulcado pelo sulco temporal inferior que se interpõe entre o giro temporal inferior e o giro occipitotemporal lateral (giro fusiforme). O sulco colateral separa o giro fusiforme do giro parahipocampal do lobo límbico (Maria e Leslie, 2006).

2.1.1.4 Lobo occipital:

O lobo occipital estende-se desde o pólo occipital até ao sulco parieto-occipital.

Na sua face lateral, o lobo occipital apresenta os giros occipitais superior e inferior, separados um do outro pelo sulco occipital lateral, que corre horizontalmênte. Na sua face medial, o lobo occipital subdivide-se no giro cuneiforme (cuneus), localizado superiormente, e no giro lingual, posicionado inferiormente, separados um do outro pela fissura calcarina. O tecido cortical em cada margem desta fissura é conhecido coletivamente como córtex estriado (córtex calcarino) e forma o córtex visual primário.

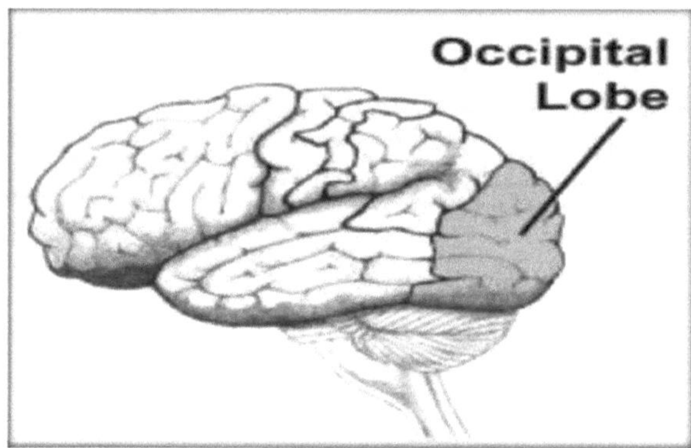

A figura (2.4) mostra o lobo occipital (sítio Web http ://www.pinterest. com).

2.1.1.5 Lóbulo límbico:

O lobo límbico é uma região complexa e inclui o giro cingulado, o giro parahipocampal, a formação hipocampal, o giro subcaloso, o giro parolfactivo e o giro pré-terminal.

A descrição que se segue é uma vista do aspeto medial do cérebro hemiseccionado e as várias regiões do corpo caloso são pontos de referência óbvios. Por conseguinte, o corpo caloso será agora descrito, embora não faça parte do lobo límbico. A extensão anterior do corpo caloso, conhecida como joelho, dobra-se inferiormente e gira posteriormente, onde forma uma conexão delgada, o rostro, com a comissura anterior.

A extensão posterior do corpo caloso tem forma bulbosa e é conhecida como esplénio. O giro cingulado está localizado acima do corpo caloso e é separado dele pelo sulco caloso. À medida que o giro cingulado continua posteriormente, ele segue a curvatura do corpo caloso e mergulha sob o esplênio para continuar anteriormente como o istmo do giro cingulado. A continuação anterior do istmo é o giro parahipocampal, cuja extensão mais anterior é conhecida como úncus.

Acima do giro parahipocampal está o sulco hipocampal, que separa o giro parahipocampal da formação hipocampal (composta pelo hipocampo, subículo e giro denteado). Logo abaixo do rostro do corpo caloso está o giro subcallosal.

A ligação entre a comissura anterior e o quiasma ótico é a lâmina terminal e o tecido cortical anterior à lâmina terminal é o giro parolfactivo e o giro pré-terminal.

Os giros subcaloso, parolfatório e pré-terminal são referidos como a área subcalosa (Maria e Leslie, 2006).

2.1.2 Ventrículos

Os ventrículos são quatro cavidades dentro do cérebro: dois ventrículos laterais, o terceiro ventrículo e o quarto ventrículo. Cada ventrículo contém uma rede capilar chamada plexo coroide, que forma o líquido cefalorraquidiano (LCR) a partir do plasma sanguíneo. O líquido cefalorraquidiano é o fluido tecidular do sistema nervoso central.

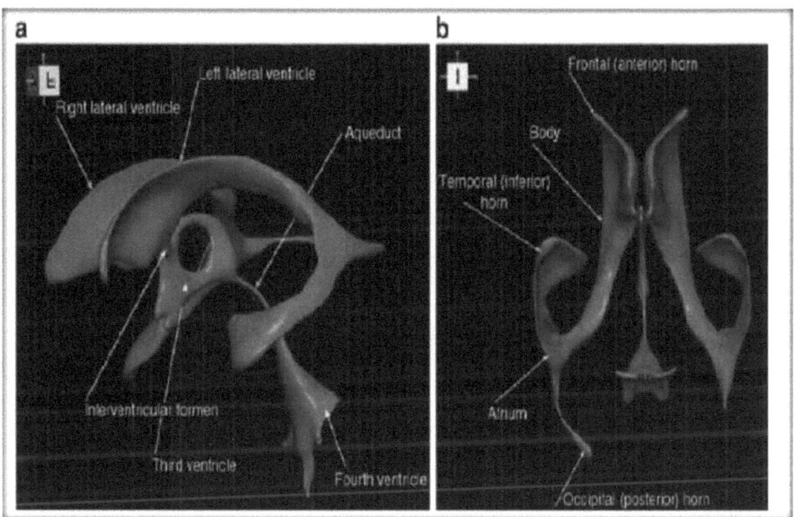

A Fig (2.5) mostra o sistema ventricular (Nowinski, 2011).

2.1.3 Cerebelo

O cerebelo está localizado na parte posterior do cérebro, logo abaixo dos lobos occipitais do cérebro. Está separado do cérebro através de uma reflexão dural horizontal, o tentorium cerebelli. O cerebelo está ligado ao mesencéfalo, à ponte e à medula do tronco cerebral através de três pares de feixes de fibras, os pedúnculos cerebelares superior, médio e inferior, respetivamente.

Observando o cerebelo, pode-se ver que ele é composto pelos hemisférios cerebelares direito e esquerdo e pelo vérmis estreito e intermediário.

O vérmis também é subdividido em uma porção superior e uma inferior, onde a porção superior é visível entre os dois hemisférios, enquanto sua porção inferior está enterrada entre os dois hemisférios. A superfície do cerebelo tem elevações horizontais, conhecidas como folia, e reentrâncias entre as folia, conhecidas como sulcos. Alguns destes sulcos são mais profundos do que outros e diz-se que subdividem cada hemisfério em três lobos, o pequeno lobo anterior, o lobo posterior, muito maior, e o lobo floculonodular, posicionado inferiormente (formado pelo nódulo do vérmis e pelo flóculo de cada hemisfério cerebelar).

O lobo anterior é separado do lobo posterior pela fissura primária, e a fissura póstero-lateral separa o lobo floculonodular do lobo posterior.

Semelhante ao cérebro, o cerebelo tem uma borda externa de substância cinzenta, o córtex, um núcleo interno de fibras nervosas, a substância branca medular, e os núcleos cerebelares profundos, localizados dentro da substância branca.

O córtex e a substância branca são facilmente distinguidos um do outro numa secção médio-sagital do cerebelo, onde a substância branca se arborizou, formando o núcleo do que parece ser uma arquitetura semelhante a uma árvore, conhecida como arbor vitae.

Histologicamente, o córtex cerebelar é uma estrutura de três camadas: a camada molecular mais externa, a camada de Purkinje média e a camada granular mais interna. A camada granular é bem definida devido à presença de ácidos nucleicos nos núcleos das suas numerosas e pequenas células. A camada de Purkinje, composta por uma única camada de grandes pericários de células de Purkinje, também é facilmente reconhecível.

A camada molecular é rica em axónios e dendritos, bem como em capilares que penetram profundamente nesta camada. Quatro pares de núcleos estão localizados na substância da substância branca cerebelar. Estes são os núcleos fastigial, dentado, emboliforme e globoso.

As conexões entre as regiões corticais e os núcleos profundos do cerebelo permitem a subdivisão do cerebelo em três zonas - vermal, paravermal e hemisférica - onde cada zona é composta por núcleos cerebelares profundos, substância branca e córtex (Maria e Leslie, 2006).

2.1.4 O tronco cerebral:

O tronco cerebral é composto por medula, ponte e mesencéfalo

2.1.4.1 Medula:

A medula estende-se desde a espinal medula até à ponte e é anterior ao cerebelo.

2.1.4.2 Pons:

A ponte se projeta anteriormente a partir da parte superior da medula. Dentro da ponte existem dois centros respiratórios que trabalham com os da medula para produzir um ritmo respiratório normal.

Os muitos outros neurónios na ponte (pons vem do latim para ponte) ligam a medula a outras partes do cérebro.

2.1.4.3 Meio cérebro:

O mesencéfalo estende-se da ponte ao hipotálamo e encerra o aqueduto cerebral, um túnel que liga o terceiro e o quarto ventrículos (Scanlon, 2007).

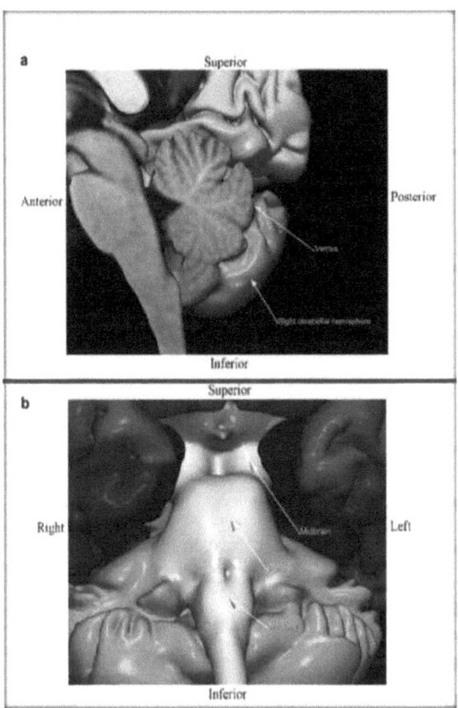

Fig (2.6) cerebelo e tronco cerebral (Nowinski, 2011).

2.1.5 Hipotálamo

Localizado acima da glândula pituitária e abaixo do tálamo, o hipotálamo é uma pequena área do cérebro com muitas funções diversas

2.1.6 Tálamo

O tálamo é superior ao hipotálamo e inferior ao cérebro. O terceiro ventrículo é uma cavidade estreita que atravessa o tálamo e o hipotálamo.

2.1.7 Gânglios basais

Os gânglios basais, designados por gânglios apesar de serem núcleos, são grandes colecções de corpos celulares que se encontram profundamente inseridos na substância branca do cérebro.

Estes soma incluem os núcleos profundos do cérebro e do tronco cerebral que, quando danificados, produzem perturbações do movimento. Assim, os gânglios basais são constituídos pelo núcleo caudado, pelo núcleo lenticular (putâmen e globo pálido), pelo núcleo subtalâmico do tálamo ventral e pela substância negra do mesencéfalo (o núcleo caudado e o putâmen em conjunto são designados por striatum).

Estes núcleos têm numerosas ligações com várias regiões do SNC; alguns recebem input e são classificados como núcleos de input, outros projectam-se para outras regiões e são referidos como núcleos de output, enquanto outros recebem input, projectam-se para outras regiões do SNC e têm interconexões locais, sendo conhecidos como núcleos intrínsecos (Maria e Leslie, 2006).

2.2 Fisiologia do cérebro

O cérebro encontra-se na cavidade craniana. Nele se encontram os centros nervosos superiores responsáveis pela coordenação dos sistemas sensoriais e motores do corpo.

O tronco cerebral alberga os centros nervosos inferiores (constituídos pelo mesencéfalo, ponte e medula).

2.2.1 Cérebro:

O cérebro, ou parte superior do cérebro, é dividido por uma fenda profunda, chamada sulco longitudinal. O sulco longitudinal separa o cérebro nos hemisférios direito e esquerdo. Nos hemisférios, encontram-se o córtex cerebral, os gânglios basais e o sistema límbico. Os dois hemisférios estão ligados por um feixe de fibras nervosas chamado corpo caloso. O hemisfério direito é responsável pelo lado esquerdo do corpo, ao passo que o hemisfério esquerdo é responsável pelo lado esquerdo. Cada um dos dois hemisférios está dividido em quatro lobos separados: o frontal, que controla o controlo motor especializado, a aprendizagem, o planeamento e a fala; o parietal, que controla as funções sensoriais somáticas; o occipital, que controla a visão; e os lobos temporais, que consistem em centros de audição e alguma fala. Localizada profundamente no lobo temporal do cérebro está a ínsula (Wiki books Contributors, 2007).

2.2.2 Cerebelo:

O cerebelo é a parte do cérebro que se situa posteriormente à medula oblonga e à ponte. Coordena os músculos esqueléticos para produzir movimentos suaves e graciosos. O cerebelo recebe informação dos nossos olhos, ouvidos, músculos e articulações sobre a posição em que o nosso corpo se encontra atualmente. Também recebe informação do córtex cerebral sobre a posição em que estas partes devem estar. Depois de processar esta informação, o cerebelo envia impulsos motores do tronco cerebral para os músculos esqueléticos. A principal função do cerebelo é a coordenação. O cerebelo é também responsável pelo equilíbrio e pela postura. Também nos ajuda quando estamos a aprender uma nova habilidade motora, como tocar um desporto ou um instrumento musical.

2.2.3 Medula:

A medula é o centro de controlo das funções respiratórias, cardiovasculares e digestivas.

2.2.4 Pons:

A ponte alberga os centros de controlo da respiração e das funções inibitórias. Aqui interage com o cerebelo.

2.2.5 O sistema límbico

O sistema límbico é um conjunto complexo de estruturas que se encontram logo abaixo do cérebro e em ambos os lados do tálamo. Combina funções mentais superiores e emoções primitivas num único sistema. É muitas vezes referido como o sistema nervoso emocional. É responsável não só pela nossa vida emocional, mas também pelas nossas funções mentais superiores, como a aprendizagem e a formação de memórias.

O sistema límbico explica porque é que algumas coisas nos parecem tão agradáveis, como comer, e porque é que algumas doenças são causadas pelo stress mental, como a tensão arterial elevada. Existem duas estruturas importantes no sistema límbico e várias estruturas mais pequenas que também são importantes. São elas: O Hipocampo, a amígdala, o tálamo, o hipotálamo, o fórnix e o Para hipocampo, e o giro cingulado (Wiki books Contributors, 2007).

2.3. Patologia cerebral

2.3.1 Doenças neurodegenerativas:

As doenças neurodegenerativas devem ser distinguidas do envelhecimento normal. As doenças neurodegenerativas caracterizam-se pela perda de grupos de neurónios funcionalmente relacionados anatomicamente. **Os exemplos são os seguintes:** Doença de Alzheimer, demência frontotemporal, doença de Parkinson, esclerose lateral amiotrófica, doença difusa dos corpos de Lewy (Fung, 2006).

2.3.2 Hemorragia intracraniana:

A hemorragia intracraniana (ou seja, a acumulação patológica de sangue no interior da valuta craniana) pode ocorrer no parênquima ou nos espaços meníngeos circundantes. A hemorragia nas meninges ou nos espaços potenciais associados, incluindo o hematoma intracerebral, a hemorragia intraventricular, a hemorragia subaracnóidea, o hematoma subdural e o hematoma epidural (El-Naggar, 2000).

2.3.3 Calcificação intracraniana:

É comum em certas localizações, incluindo: Calcificação supra-selar, calcificação periventricular e calcificação difusa, e muitas vezes não são motivo de preocupação clínica (El-Naggar, 2000)

2.3.4 Infecções do SNC:

A infeção do sistema nervoso pode envolver as meninges (meningite) ou a própria substância cerebral (encefalite) e o abcesso cerebral, que é uma coleção de pus, células imunitárias e outro material no cérebro, normalmente devido a uma infeção bacteriana ou fúngica (El-Naggar, 2000)

2.3.5 Tumores cerebrais:

São massas de tecidos formadas por uma acumulação de células anormais que emergem das várias células que constituem o cérebro e o sistema nervoso central e são designadas pelo tipo de célula em que se formam inicialmente e têm localizações como tumores infratentoriais e supratentoriais (El-Naggar, 2000).

2.3.6 Hidrocefalia:

A hidrocefalia tem dois tipos: A hidrocefalia congénita e a hidrocefalia adquirida (El-Naggar, 2000).

2.3.7 Lesões cranianas:

Uma lesão é uma área de tecido que foi danificada por uma lesão ou doença no interior do crânio, como fracturas do crânio e cefalohematoma (El-Naggar, 2000).

2.3.8 Atrofia cerebral:

É o encolhimento do cérebro causado pela perda das suas células, chamadas neurónios. Podem ocorrer dois tipos de atrofia cerebral: a atrofia localizada e a atrofia generalizada (El-Naggar, 2000).

2.3.9 Doença desmielinizante:

Uma doença desmielinizante é qualquer condição que resulte em danos na cobertura protetora (bainha de mielina) que envolve as fibras nervosas no cérebro e na medula espinal e algumas formas comuns são: Esclerose múltipla (EM) Característica: Uma doença desmielinizante crónica, frequentemente recidivante, classificada como doença desmielinizante primária. E pseudotumor desmielinizante inflamatório (Fung, 2006).

2.4 Investigação por tomografia computorizada (TC)

2.4.1 Definição:

A tomografia computorizada (TC) é um método de imagiologia médica que emprega a tomografia e o processamento digital de geometria. Utiliza uma imagem tridimensional constante do interior de um objeto a partir de uma grande série de imagens bidimensionais de raios X obtidas em torno de um único eixo de rotação (soro).

O principal objetivo da TC é produzir uma representação bidimensional da distribuição linear do coeficiente de atenuação dos raios X através de uma secção transversal estreita do corpo humano.

A imagem resultante delineia várias estruturas dentro do corpo, mostrando a relação anatómica relativa (Gasmo, 1992).

2.4.2 Princípio físico da tomografia computorizada:

O princípio físico da TC inclui os três processos referidos como: aquisição de dados, processamento de dados e visualização de imagens (Gasmo, 1992).

2.4.2.1 Aquisição de dados:

Refere-se à recolha sistémica de informações do doente para produzir a imagem de TC. Os dois métodos de aquisição de dados são a aquisição de dados fatia a fatia e a aquisição de dados de volume (Gasmo, 1992).

Na aquisição de dados convencional de corte a corte, os dados são recolhidos através de diferentes geometrias de feixe para digitalizar o doente. Essencialmente, o tubo de raios X roda à volta do doente e recolhe dados do primeiro corte. O tubo pára e o doente coloca-se em posição para digitalizar o corte seguinte. Este processo continua até que todos os cortes tenham sido digitalizados individualmente.

Na aquisição de dados de volume, é utilizada uma geometria de feixe especial, designada por geometria em espiral ou helicoidal, para digitalizar um volume de tecido em vez de um corte de cada vez. Na TC em espiral ou helicoidal, o tubo de raios X roda em torno do doente e traça um trajeto em espiral/ helicoidal para digitalizar todo um volume de tecido enquanto o doente sustém uma única respiração. Este método gera um único corte por cada revolução do tubo de raios X. Mais recentemente, a TC helicoidal/espiral multi-slice tornou-se disponível para obter imagens mais rápidas dos pacientes. Gera vários cortes por cada rotação do tubo de raios X (Gasmo, 1992).

2.4.2.2 Processamento de dados:

Constitui essencialmente os princípios matemáticos envolvidos na TC. O processamento de dados é um processo em três etapas. Em primeiro lugar, os dados em bruto são submetidos a uma forma de pré-processamento, em que são feitas correcções e ocorre alguma reformatação dos dados. Isto é necessário para facilitar o passo seguinte no processamento de dados, a reconstrução da imagem. Neste passo, os dados do exame, que representam leituras de atenuação, são convertidos numa imagem digital caracterizada pelo número de CT. O passo final é o armazenamento da imagem digital reconstruída. Esta imagem é guardada numa memória de disco que é um armazenamento de curto prazo (Gasmo, 1992).

2.4.2.3 Apresentação da imagem:

É o processo final. Após a reconstrução da imagem de TC, esta sai do computador em formato digital. A imagem deve ser convertida numa forma que seja adequada para visualização e significativa para o observador. Na TC, a imagem digital reconstruída é convertida numa imagem em escala de cinzentos para interpretação pelo radiologista. Uma vez que o diagnóstico é efectuado a partir desta imagem, é importante apresentá-la de uma forma que facilite o diagnóstico (Gasmo, 1992).

Dispositivo de visualização: a imagem em escala de cinzentos é apresentada num tubo de raios catódicos (CRT), ou monitor de televisão, que é um componente essencial da consola de controlo ou de visualização. Nalguns scanners, existem dois monitores, um para as informações de texto e outro para as imagens (Gasmo, 1992).

A instrumentação: uma instalação de TC modem consiste em: Um pórtico de varrimento que inclui a fonte de raios X colimada, os detectores, o computador para aquisição de dados, o sistema de reconstrução de imagens, a mesa de manuseamento de doentes motorizada e a consola de visualização de TC.

A principal diferença técnica entre os vários scanners comerciais reside na conceção do pórtico e no número e tipo de detectores de raios X utilizados (Gasmo, 1992).

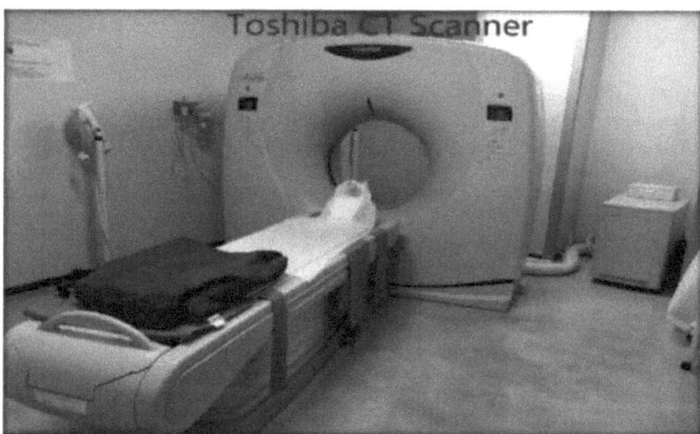

Figura 2.7: mostra os componentes do scanner de TC (Mohammed, 2016)

As vantagens da TC:

As vantagens da TC incluem: tem capacidade para captar imagens de materiais que vão desde o ar ao metal, é utilizada como guia na realização de biópsias da lesão demonstrada por outra técnica de imagiologia e as imagens de TC têm uma resolução de alto contraste que pode facilmente demonstrar o tecido cerebral e o sistema ventricular e qualquer outra lesão cerebral (Gasmo, 1992).

As desvantagens da TC:

As desvantagens da TC incluem: Tempo de exposição longo, o raio-x tem efeitos graves no início da gravidez e está menos disponível (Gasmo, 1992).

2.5 Os estudos anteriores:

Elkhadir, et.al. (2016) estudou a TC do cérebro em crianças: Avaliação dos Achados Clínicos e Radiológicos, O objetivo do estudo é avaliar a situação da solicitação de CT cérebro versus os achados do relatório. Um estudo retrospetivo foi realizado no Departamento de Radiologia, KAUH entre 1 de janeiro e 31 de dezembro de 2012. Foram examinadas 417 crianças por TC ao cérebro, tendo os seus dados sido revistos e analisados a partir dos registos de radiologia para formar a amostra do estudo.

O estudo revelou que elevadas percentagens de achados radiológicos de TC cerebral não confirmaram o diagnóstico clínico. As percentagens de tais casos observadas nos três departamentos de urgência, internamento e ambulatório foram de 68,4%, 53,6% e 49,4%, respetivamente.

Este resultado mostra que uma percentagem de crianças foi exposta desnecessariamente à radiação entre as que receberam TC cerebral do departamento de radiologia da KAUH. A partir do estudo, conclui-se que a maioria das TC cerebrais efectuadas a crianças não se justificava, assim como havia mais achados de TC cerebrais que não confirmavam o diagnóstico clínico, embora a TC cerebral possa ser significativa na maioria dos casos. Por conseguinte, existe uma grande preocupação com o aumento dos pedidos de TC cerebral desnecessária. Por conseguinte, os pediatras devem ser mais cuidadosos no pedido de TC cerebral, a menos que seja indispensável.

Zeeb, et.al. (2012) estudaram a utilização da tomografia computorizada pediátrica e a referenciação de crianças para tomografia computorizada na Alemanha - um inquérito transversal sobre a prática médica e o conhecimento dos riscos para a saúde relacionados com a radiação entre os médicos, O objetivo de um inquérito transversal entre médicos de consultório na Alemanha era a avaliação da prática médica na referenciação de crianças para tomografia computorizada e investigar o conhecimento dos médicos sobre as doses de radiação e os potenciais riscos para a saúde da exposição à radiação da tomografia computorizada em crianças, Um total de 295 (36,4%) médicos responderam. 59% dos médicos não tinham encaminhado uma criança para TC no ano anterior e cerca de 30% encaminharam apenas 1-5 crianças por ano. As indicações mais frequentes para a realização de um exame de TC em crianças foram um traumatismo ou uma suspeita de cancro. 42% das indicações estavam relacionadas com diagnósticos menores ou sintomas inespecíficos. Os participantes subestimaram a exposição à radiação devida à TC e sobrestimaram a exposição à radiação devida aos exames de raios X convencionais.

O National Institute for Health and Care Excellence (2014) estudou a Triagem, avaliação, investigação e gestão precoce de traumatismos cranianos em crianças, jovens e adultos, uma importante diretriz clínica 176 que os pediatras devem ler e seguir atentamente antes de pedirem qualquer exame de TC às crianças.

CAPÍTULO 3

Materiais e métodos

3.1 Materiais

3.1.1 População do estudo

A população do estudo foi composta por 81 crianças com pedidos de exame à cabeça apresentados aos departamentos de TC em centros e hospitais sudaneses e os dados deste estudo foram recolhidos de julho de 2016 a março de 2017.

3.1.2 Máquina de TAC

O estudo foi executado com recurso a um aparelho de tomografia computorizada multidetectores Toshiba (Aquilion 64), Neusoft (NeuViz 128) e GE, tendo sido seguidos os seguintes protocolos de TC:

Alimentação da mesa 10-14 mm/rotação.

Corrente efectiva do tubo 180-225 mAs a 100-120 kV.

Passo = 0,6 mm Colimação do detetor = 0,5x 32

Tempo médio de varrimento = 0,7s (Apêndices A e B)

3.2 Métodos

3.2.1 Técnica de rotina da cabeça das crianças utilizada:

Sem contraste e também adquirida após a administração de contraste IV (3 ml/kg de meio de contraste iodado é administrado por via intravenosa com uma dose máxima de 120 ml).

3.2.1.1. Preparação do doente:

O técnico explicou brevemente o procedimento ao doente antes do exame.

Todos os objectos metálicos foram retirados da área em análise, incluindo brincos, ganchos de cabelo e colares.

Se o doente estiver confortável na mesa, o resultado é menos movimento e, por conseguinte, menos degradação da qualidade da imagem.

3.2.1.2. Posição do doente:

O doente deve estar em posição supina, com a cabeça virada para a gantry e, sempre que possível, com a cabeça no suporte de cabeça.

Centrar a altura da mesa de modo a que o meato auditivo externo (MAE) fique no centro da gantry.

3.2.1.3. Gama de varrimento:

Parte superior da lâmina Cl através da parte superior do calvário.

3.2.1.4. Protocolo de digitalização:

O protocolo de digitalização foi estabelecido para incluir informações como a posição do pt, a localização pré-digitalização (vista de reconhecimento), o intervalo de digitalização, a espessura do corte, o espaçamento e os valores de MA (Anexo B).

O objetivo era ajudar o técnico a realizar o exame de TC e, de um modo geral, ajudou a aumentar a eficiência do exame.

O plano axial utilizado para a imagiologia cerebral. O plano dos exames baseou-se na linha de base antropológica, que une o ponto infra-orbital anteriormente ao bordo posterior do meato auditivo externo (MAE), obtendo-se melhores imagens transversais das órbitas, dos lobos temporais da cela túrcica, do sistema ventricular e do tronco cerebral do que um plano com um ângulo mais acentuado. Utilizou-se uma espessura de corte de 10 mm, embora muitas vezes muitos locais tenham utilizado cortes de 2-1 mm para melhorar a resolução espacial (American Association of physicists in Medicine, 2015).

3.2.2 Recolha e análise de dados

O autor concebeu uma folha especial de recolha de dados. Os critérios de inclusão das variáveis do estudo foram a idade, o género, os achados do diagnóstico clínico, os achados da TC e a avaliação do diagnóstico e o local do exame (Anexo A).

E analisados através do programa Excel, os resultados foram apresentados sob a forma de tabelas e gráficos.

3.2.3 Interpretação da imagem:

As imagens foram interpretadas por três radiologistas qualificados.

3.3 Considerações éticas

As considerações éticas seguidas nesta tese foram as seguintes: nenhuma identificação ou pormenor individual será publicado e nenhuma informação ou pormenor do doente será divulgado ou utilizado para outros fins que não o estudo.

CAPÍTULO 4

Resultados

81 crianças com pedidos de exame à cabeça. Todos os 81 pacientes foram examinados pelo scanner de TC, os resultados foram apresentados nas tabelas e figuras seguintes:

Tabela (4.1): mostra a distribuição dos grupos etários e as percentagens.

Age group (years)	frequency	Percentage%
< 1	26	32
1- 5	29	35.9
6- 10	15	18.5
11- 15	11	13.6
Total	81	100

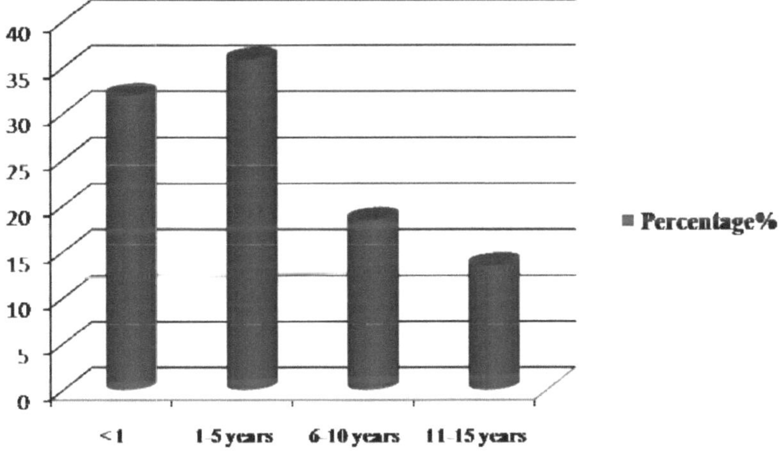

Gráfico. (4.1): mostra a distribuição percentual dos grupos etários.

A tabela. (4.2) mostra o género dos doentes e as percentagens.

Gender	Frequency	Percentage%
Female	36	44.4
Male	45	55.6
Total	81	100

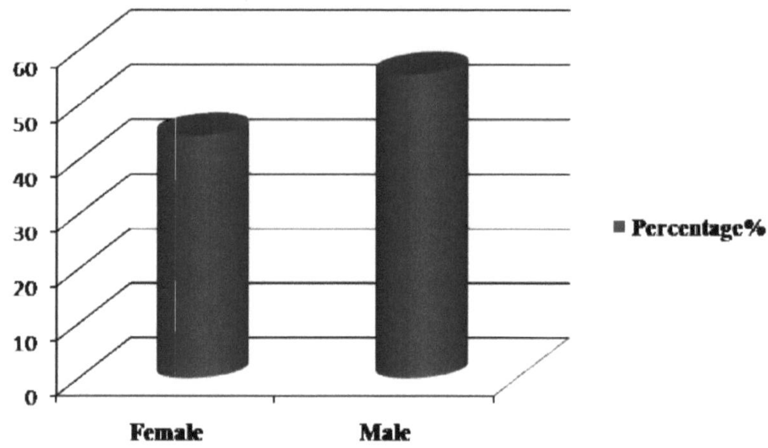

O gráfico. (4.2) mostra as percentagens do género dos doentes.

A tabela. (4.3) mostra a distribuição e as percentagens da localização das crianças (pontos de onde os doentes foram encaminhados).

Children location	Frequency	Percentage%
Emergency	10	6.82
Outpatient	66	84.09
Inpatient	5	9.09
Total	**81**	**100**

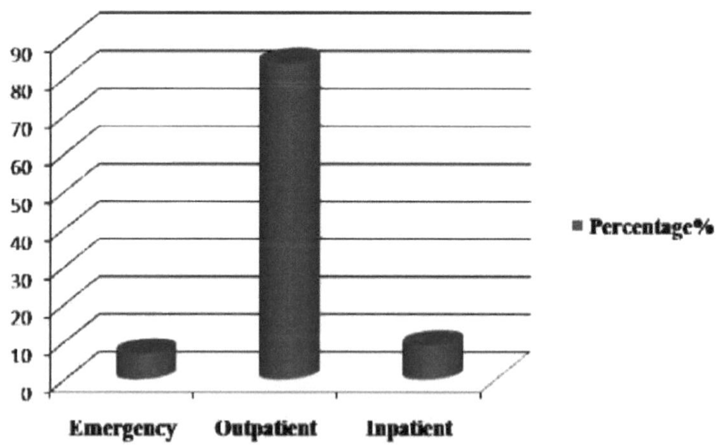

O gráfico. (4.3) mostra as percentagens da localização das crianças (aponta para o local de onde os doentes foram encaminhados).

A tabela. (4.4) mostra o diagnóstico clínico de Head e as percentagens.

Clinical diagnosis	Frequency	Percentage%
Brain abscess	3	3.7
Brain atrophy	9	11.1
Dermoid cyst	4	4.9
Encephalitis	3	3.7
Fracture	11	13.6
Hydrocephalus	23	28.4
Infarction	2	2.5
Intracranial Hemorrhage	23	28.4
Tumor	3	3.7
Total	81	100

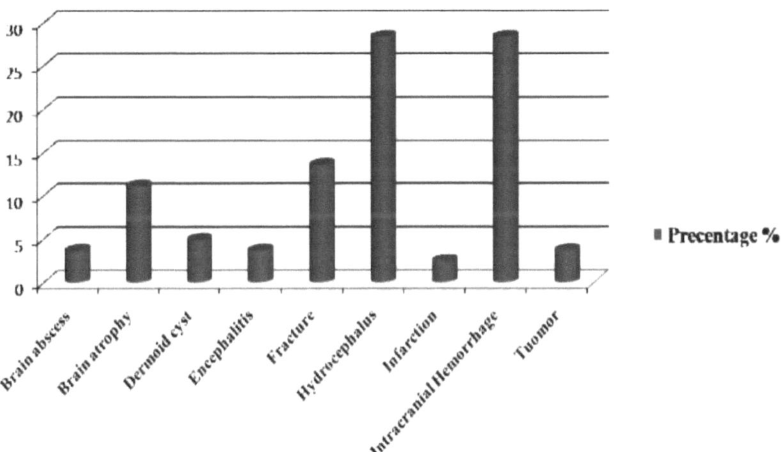

O gráfico. (4.4) mostra as percentagens do diagnóstico clínico da cabeça.

A tabela. (4.5) mostra a comparação entre os resultados normais e anormais da TC e as percentagens.

CT findings	Frequency	Percentage %
Normal	37	45.7
Abnormal	44	54.3
Total	81	100

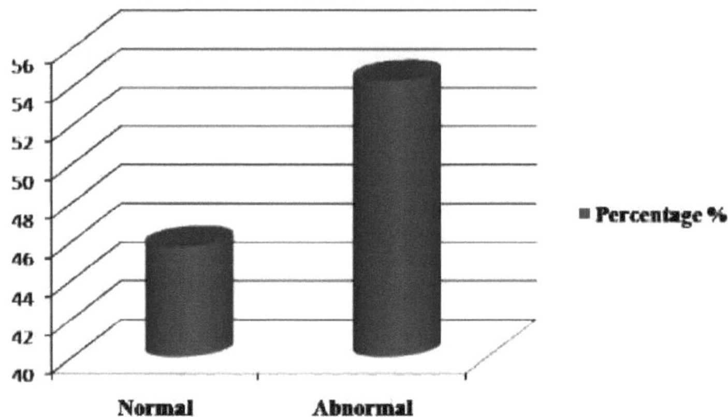

O gráfico. (4.5) mostra a comparação entre as percentagens de resultados normais e anormais da TC.

A tabela. (4.6) mostra a compatibilidade dos achados da TC da cabeça com o diagnóstico clínico e as percentagens.

Compatibility	Frequency	Percentage %
Compatible	39	48.1
Incompatible	42	51.9
Total	81	100

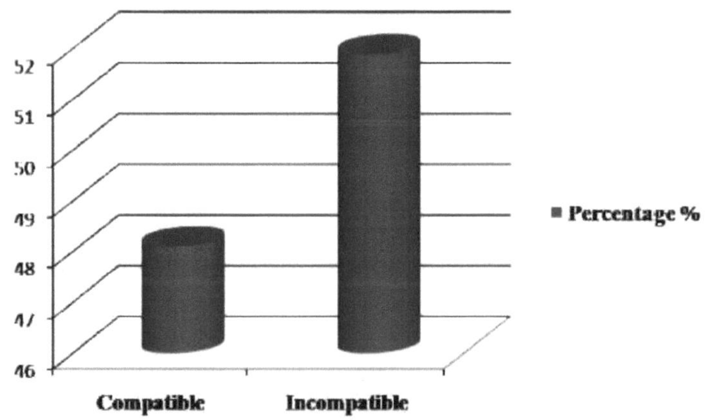

O gráfico. (4.6) mostra a compatibilidade dos achados de TC das crianças com o diagnóstico clínico e as percentagens.

CAPÍTULO 5

Discussão, conclusões e recomendações

5.1 Discussão

81 crianças foram investigadas por tomografia computorizada e diagnóstico clínico em hospitais e centros médicos sudaneses. O estudo foi concebido para comparar o diagnóstico clínico e os resultados da TC em doentes com doenças da cabeça. No que diz respeito à distribuição etária, o estudo concluiu que a faixa etária mais afetada foi a de 1-5 anos, conforme apresentado na tabela (4.1), em 29 dos 81 casos (35,9%).

Este estudo está de acordo com os registos de (Elkhadir. et.al,2016). No que diz respeito à distribuição por sexo, dos 81 casos, 45 eram do sexo masculino formando uma incidência (55,6%) e 36 eram do sexo feminino (44,4%), conforme apresentado na tabela (4.2), também este estudo concorda com os registos do (Elkhadir. et.al,2016).

E de acordo com a distribuição da localização das crianças (aponta de onde os pacientes se referiram), a maioria dos pacientes eram de ambulatório havia 66 pacientes de 81 pacientes (84,09%) como apresentado na tabela (4.3), este estudo não está de acordo com os registos do (Elkhadir. et.al,2016) , que a maioria dos pacientes eram de internamento (43,8%).

A maioria dos diagnósticos clínicos de cabeça para as crianças da amostra mostrou que (28,4%) dos pacientes tinham hemorragia intracraniana (HIC), que o trauma foi indicado e também a hidrocefalia teve a mesma percentagem (28,4%) apresentada na tabela (4.4), e isso está de acordo com os registos do (Elkhadir. et.al, 2016), que foi (21,58%); e (Zeeb, et.al, 2012) em seu estudo na Alemanha demonstrou que as indicações mais frequentes para um exame de TC em crianças foram trauma (57%).

Relativamente à triagem, avaliação, investigação e tratamento precoce de traumatismos cranianos em crianças, o National Institute for Health and Care Excellence (NICE) emitiu recentemente (janeiro de 2014) uma importante diretriz clínica 176, que os pediatras devem ler e seguir cuidadosamente antes de solicitarem qualquer exame de TC às crianças. Quando comparo os resultados dos exames de TC entre normais e anormais, a maioria dos doentes apresentava resultados anormais (54,3%), enquanto os resultados normais (45,7%) eram apresentados na tabela (4.5). Finalmente, dos 81 doentes com diagnóstico clínico e resultados de TC, 39 foram corretamente diagnosticados (48,1%) e 42 foram mal diagnosticados (51,9%).

O meu estudo tem algumas limitações, pois o facto de se tratar de uma amostra mais pequena em doentes dificultou a avaliação das variáveis associadas ao uso da TC em crianças. Em suma, os exames de TC à cabeça em crianças aumentaram dramaticamente para confirmar ou negar o diagnóstico clínico.

5.2 Conclusão

Este estudo concluiu que a utilização da TC à cabeça deve estar associada a uma justificação para o exame em crianças. É importante que os pediatras e outros médicos não peçam TC à cabeça a não ser que seja indispensável.

É sem dúvida verdade que os profissionais de saúde trabalham em conjunto para minimizar a dose de radiação para as crianças. Mas recomenda-se que é muito importante que os pediatras, os radiologistas e os técnicos de raios X se concentrem nas três considerações únicas das crianças:

- As crianças são consideravelmente mais sensíveis à radiação do que os adultos, como demonstrado em estudos epidemiológicos de populações expostas;

- As crianças têm uma esperança de vida mais longa do que os adultos, o que resulta numa maior janela de oportunidade para expressar os danos causados pela radiação.

- As crianças podem receber uma dose de radiação superior à necessária se as definições da TC não forem ajustadas ao seu tamanho corporal mais pequeno (Website http ://www. cancer, gov/ cancertopics/ causes/radiation/ radiation- risks- pediatric-CT)

5.3 Recomendações

O investigador recomenda que os clínicos e os pediatras (especialmente) sejam mais cuidadosos no pedido de TC da cabeça, escrevendo uma história clínica detalhada através de um formulário de pedido corretamente preenchido, a menos que seja indispensável, e que também tenham conhecimento dos protocolos de TC infantil.

Os dados devem ser comparados com o diagnóstico final para avaliar o papel da TC na deteção da doença, pelo que é importante aumentar o número de doentes para obter mais resultados e é importante uma boa comunicação entre o radiologista relator e os técnicos.

CAPÍTULO 6

Referências:

American Association of physicists in Medicine(2015) Pediatric Routine Head CT protocols, vl.l.p:2.3.

Berrington, Mahesh, M., Kim, K.P., *et al* (2009) Projected Cancer Risks from Computed Tomography Scans Performed in the United States in 2007.*Archives of Internal Medicine,* **169,** 2071-2077.

Elkhadir, Gotb M, Hussein D, Saka M, e Jastaniah, S (2016) CT cérebro em crianças: Avaliação dos achados clínicos e radiológicos. *Jornal Aberto de Pediatria, 6,* 42-47. doi:10.4236/ojped.2016.61008

El-Naggar(2000) CT scan in pediatrics,el,university book center,25,32,36,39, 43,49, 51,53,56 e 61.

Gasmo(1992). Tomografia Computorizada do Corpo, Sunders Company, 2ª ED: PP. 1355.

Hadeel Dirar Mohammed (2016) Comparação dos resultados do diagnóstico clínico abdominal e dos resultados da TC nos centros de TC do Estado de Cartum.

http://www.auntminnie.com/index.aspx?sec=sup n&sub=cto&pag=dis&Item ID=99583.

http://www.cancer.gov/cancertopics/causes/radiation/radiation-risks- pediatria-CT

http://www.pinterest.com/explore/occipital-lobe/ http ://www. waiting. com/frontallobe .html

Kar-Ming Fung (2006) Nota de aula de Neuropatologia.

Maria and Leslie (2006) a Text Book Of Neuroanatomy London: Blackwell Miglioretti , Eric Johnson , MS, Andrew Williams , Robert T. Greenlee , MPH, Sheila Weinmann , Leif I. Solberg , Heather Spencer Feigelson , Douglas Roblin , Michael J. Flynn , Nicholas Vanneman , and Rebecca Smith-Bindman (2014) Pediatric Computed Tomography and Associated Radiation Exposure and Estimated Cancer Risk

Nowinski (2011) O Cérebro Humano em 1492 Peças: Estruturas, vasculatura e tractos. Thieme Medical Publishers

Preston, et al. (2007) Solid cancer incidence in atomic bomb survivors: 1958- 1998. Radiat Res.; 168(1):1-64

Scanlon (2007) Essentials of Anatomy and Physiology. Quinta edição - Philadelphia: F.A.Davis Company

Slovis (2002) The ALARA (as Low as Reasonably Achievable) Concept in Pediatric CT Intelligent

Dose Reduction. Actas da Conferência ALARA. *Radiologia Pediátrica,* 32, 217-218

The National Institute for Health and Care Excellence (NICE) (2014) Triagem, avaliação, investigação e tratamento precoce de traumatismos cranianos em crianças, jovens e adultos.

Livros Wiki Contribuintes (2007) Fisiologia Humana

Zeeb, et.al (2012) Pediatric CT scan usage and referrals of children to computed tomography in Germany-a cross-sectional survey of medical practice and awareness of radiation related health risks among physicians. BioMed central.

CAPÍTULO 7

Apêndices

Apêndice A

Data Collection Sheet

Hospital Name: ....

No	Sex (M/F)	Pt. Location (O/I/E)	Age	diagnosis Clinical (reason for examination)	CT Findings	Name and Model of CT scanner	Others
1							
2							
3							
4							
5							
6							
7							
8							
9							
10							
11							
12							
13							
14							
15							

> Protocols of CT brain examination:

Protocol	Detector collimation	KVp	Effective mAs	Slice	Rotation time	Scan time	Pitch
Brain sequence—child							

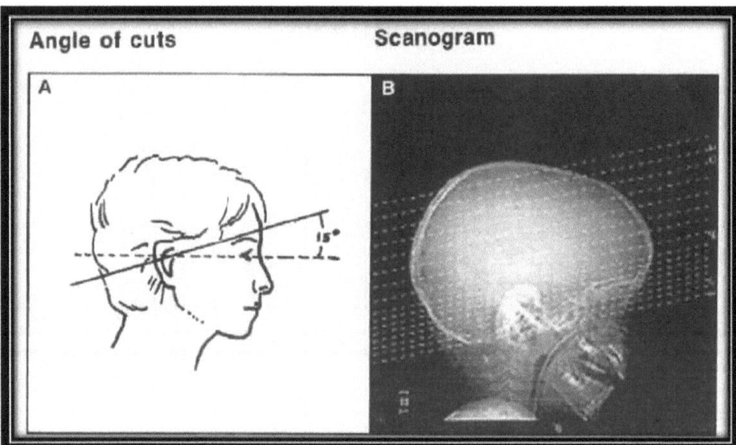

Figura (Bl): mostra o scanograma (vista de exploração) e o ângulo dos cortes na TC da cabeça de crianças

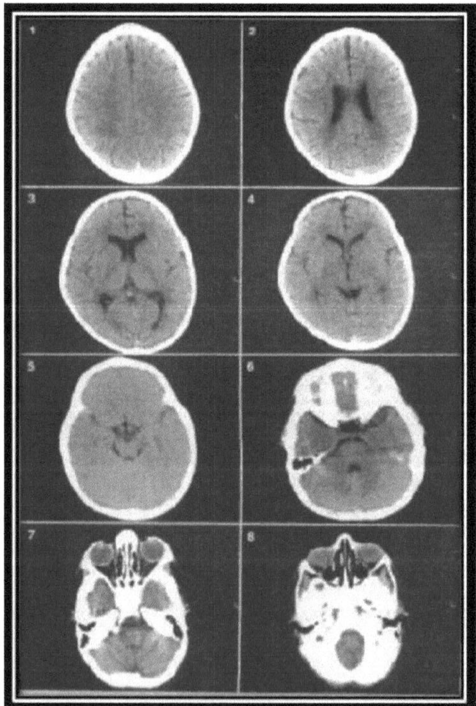

Figura (B2): mostra uma série de secções de uma tomografia computadorizada simples normal de crianças (de 1 a 8)

Apêndice C

Scanner MDCT Toshiba Aquilion™ 64. Monitor, Gantry e Mesa

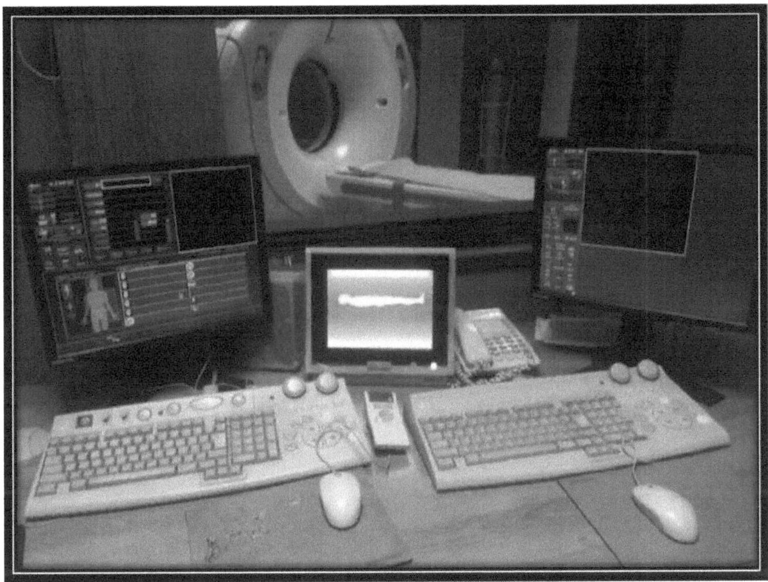

Figura (Cl): mostra o painel de controlo e o monitor da máquina de TC

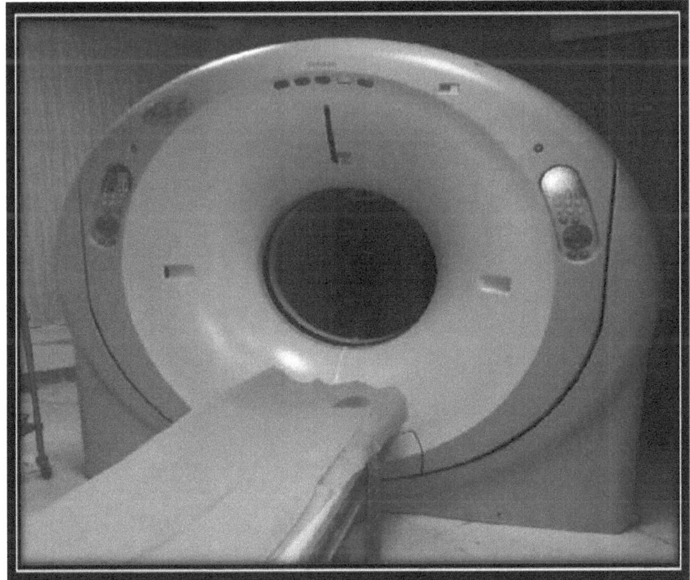

Figura (C2): mostra a gantry e a mesa do aparelho de TAC

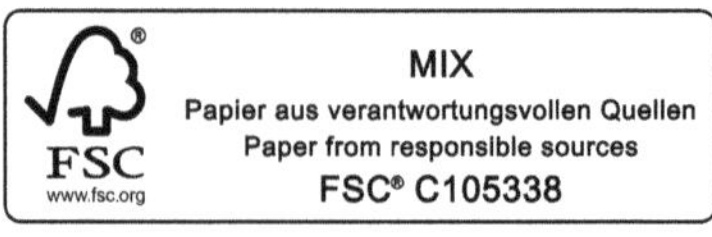

Printed by Books on Demand GmbH, Norderstedt / Germany